# DU TRAITEMENT

DE

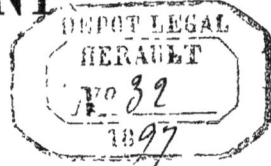

# L'ECTROPION LACRYMAL

PAR

## Le Docteur Adrien CADER

EX-INTERNE DES HOPITAUX DE GRASSE

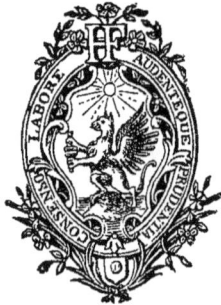

MONTPELLIER
IMPRIMERIE CENTRALE DU MIDI
(HAMELIN FRÈRES)
—
1897

# DU TRAITEMENT

DE

# L'ECTROPION LACRYMAL

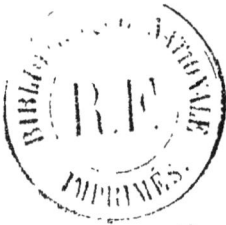

PAR

## Le Docteur Adrien CADER

EX-INTERNE DES HOPITAUX DE GRASSE

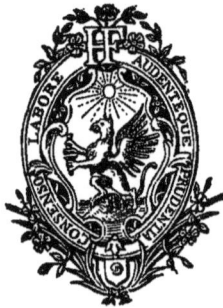

MONTPELLIER

IMPRIMERIE CENTRALE DU MIDI

(HAMELIN FRÈRES)

—

1897

# A MES PARENTS

# A MES AMIS

A. CADER.

# AVANT-PROPOS

Sur le point d'achever nos études médicales et d'aborder l'exercice de la médecine, ce n'est pas sans une certaine mélancolie que nous revivons le passé, que nous regardons l'avenir.

Le passé vécu au milieu de notre chère famille d'abord, ensuite de nos maitres et de nos camarades de la Faculté, et enfin des malades de l'hôpital de Grasse, nous apparaît comme plein de doux souvenirs.

Au milieu des nôtres, nous avons trouvé un soutien moral, un dévouement et une affection sans bornes, et les mots sont insuffisants pour dire toute notre reconnaissance.

Durant nos études, nos Maîtres ont bien voulu nous témoigner une bienveillance et une sollicitude constantes. Nous avons, par tous nos efforts, tâché d'en être digne; nous leur en exprimons aujourd'hui notre gratitude. A l'avenir, dans notre pratique, nous tâcherons, dans la mesure de nos forces, de les imiter en mettant à profit leurs savantes leçons et leurs exemples.

Que M. le professeur agrégé Rauzier en particulier reçoive l'expression de notre plus sincère reconnaissance. Il a guidé nos premiers pas dans l'étude de la médecine. Il nous a fait le grand honneur de nous conserver plusieurs années attaché à son service des consultations externes, auquel se rendent nombreux et confiants malades et étudiants, voulant les uns et les autres profiter de sa science et de sa bonté ; nous ne saurons jamais assez le remercier.

M. le professeur Truc a bien voulu nous guider dans notre travail et accepter la présidence de notre thèse ; nous l'en remercions vivement. Il consacre à l'enseignement de l'ophtalmologie un zèle et une méthode dont tous les étudiants ne lui sauront jamais assez de gré.

Nous devons aussi nos remerciements au personnel administratif et médical des hôpitaux de Grasse. Durant notre internat, en contact continuel avec les malades, nous nous sommes efforcé de compléter notre bagage de science théorique par le plus de pratique possible. La latitude et la confiance dont nous avons été honoré nous ont permis de le faire, et à ce résultat utile s'est ajouté encore le charme et la poésie de notre Provence et de la Côte d'Azur.

M. le Dr Laugier a été pour nous un maître savant et un ami ; nous le remercions de ses bontés.

Et maintenant, plein d'inconnu l'avenir se dresse. Que nous réserve-t-il ? *Chi lo sa ?* Mais, fort des exemples que nous avons eus devant nous, fort de la foi que nous avons en la beauté et la grandeur de notre profession qui de bonne heure nous attira, nous irons hardiment de l'avant ; et tout ce que notre esprit a pu acquérir de connaissance, tout ce que notre cœur renferme de pitié et de dévouement pour ceux qui souffrent, nous l'emploierons à soulager ceux au milieu des-

quels nous vivrons. Heureux si, pour récompense, nous avons
la conscience du devoir accompli, la conviction d'avoir contribué à alléger les misères de quelques-uns de nos semblables
dans cette vie qu'un philosophe a appelé « un rêve qui ne
prend de réalité que dans la douleur. »

# DU TRAITEMENT

DE

# L'ECTROPION LACRYMAL

## INTRODUCTION
## CONSIDÉRATIONS GÉNÉRALES

L'ectropion est constitué par le renversement de la paupière en dehors.

Il peut atteindre une ou plusieurs paupières ; on le dit simple, double, quadruple ; mais, le plus souvent, il siège à la paupière inférieure d'un ou des yeux. Dans chaque paupière, il peut ou bien toucher la paupière entière ou être localisé à un point isolé, il est alors partiel interne, partiel externe ou médian.

Il y a plusieurs variétés d'ectropion que l'on peut classer au point de vue anatomique en cutané, musculaire ou muqueux. A cette classification anatomique correspond la division clinique en cicatriciel, spasmodique et lacrymal que quelques auteurs appellent encore sénile. On peut y ajouter l'ectropion congénital.

L'ectropion cicatriciel est produit par des cicatrices qui peuvent être profondes (abcès, carie des os du nez) ou superficielles (plaies et surtout brûlures de la face); ces cicatrices peuvent évidemment avoir un siège variable, d'où aussi une très grande variabilité dans le siège de cet ectropion qui peut produire des déformations palpébrales très marquées.

L'ectropion musculaire est en général d'origine spasmodique. Il est produit par le spasme de la portion orbitaire de l'orbiculaire. Il peut aussi quelquefois être d'origine paralytique à la suite de la paralysie de la septième paire qui innerve ce muscle.

L'ectropion congénital est assez rare; on en cite peu de cas. Nous mentionnerons simplement ceux de Von Ammon (*Études cliniques sur les maladies congénitales des paupières et de l'œil*), de Lasche et Schütte, de Riberi-Seiler. Nous en avons trouvé deux cas dans les registres d'observations de la Clinique ophtalmologique de Montpellier.

L'ectropion sénile que nous appelons lacrymal, car son origine à peu près constante est dans un état lacrymal pathologique, doit être divisé en deux grandes sous-variétés. Elles sont fort importantes, bien que non signalées par la majorité des auteurs. Ce sont :

1° L'ectropion lacrymal sénile connu et signalé par tous les classiques, qui se rencontre chez les sujets âgés, dont la peau est flasque et atonique ;

2° L'ectropion que nous appellerons, avec M. Truc, juvénile. On le rencontre chez des sujets lymphatiques. Ils ont les joues pleines, la peau lisse, tendue, très fine, avec une tendance marquée à l'eczéma.

Les lésions de l'ectropion se présentent à peu près les mêmes dans les deux cas, sauf quelques différences que nous signalerons.

C'est de cette variété d'ectropion que nous allons nous occuper dans notre travail, laissant de côté les variétés cutanée et musculaire ; et même, limitant encore notre sujet, nous parlerons surtout du traitement et, quoique aussi restreint, nous pensons cependant faire encore œuvre utile.

En effet, tous les procédés employés jusqu'à nos jours, et ils sont nombreux, ne sont pas suffisamment basés sur l'anatomie et la pathogénie de l'ectropion et cherchent seulement à corriger des symptômes ; ils sont souvent trop compréhensifs ; ils prétendent, en supprimant une des difformités, rendre à l'organe son entière intégrité et s'appliquer indistinctement à tous les cas. De plus, aucun d'eux ne tient compte de cette division nécessaire entre l'ectropion lacrymal sénile et l'ectropion juvénile lymphatique, d'où grande confusion et fréquents insuccès.

Le traitement que M. Truc met en usage depuis très longtemps dans sa pratique hospitalière et civile, nous a frappé par son éclectisme, et la facilité que l'on a de l'appliquer à tous les cas qui peuvent se présenter. Ce n'est autre chose que l'union raisonnée de certains procédés déjà usités et décrits ; mais il résulte de cette union même que toutes les indications sont remplies par ce traitement et que, modifié dans un de ses temps, il devient apte à s'appliquer à chaque cas particulier.

Toutefois, avant d'entreprendre sa description, nous pensons qu'il est utile et même indispensable d'étudier d'abord la cause de l'ectropion et ses principales lésions ; cette étude anatomo-pathologique et pathogénique terminée, nous pourrons en parfaite connaissance de cause poser les indications précises que le traitement devra remplir.

Nous verrons après, dans une seconde partie, comment les auteurs les ont remplies, et, une fois décrits, nous discuterons la valeur de leurs procédés. Enfin, dans notre troisième partie, nous exposerons en détail la pratique de M. Truc, que nous étayerons par les observations de malades qu'il a opérés, soit à l'hôpital, soit en dehors.

# PREMIÈRE PARTIE

LÉSIONS. — PATHOGÉNIE.
INDICATIONS.

Les principales lésions de l'ectropion portent sur la muqueuse, le tarse, le muscle orbiculaire, la peau et le bord ciliaire.

LÉSIONS DE LA MUQUEUSE. — La muqueuse conjonctivale est modifiée dans sa structure et dans sa situation ; on trouve, en effet, d'abord une hypertrophie dont le degré est variable avec l'étendue et la durée de l'ectropion.

Cette hypertrophie est légère, peu marquée dans l'ectropion au début, mais va en croissant progressivement à mesure que l'affection devient plus ancienne. La conséquence de cette prolifération est nécessairement l'éloignement du bord marginal de la paupière du globe de l'œil et son éversion, fait très important pour la pathogénie.

La muqueuse se présente ainsi à la vue sous l'aspect d'un gros bourrelet d'un rouge vif, charnu, sillonné de vaisseaux, toujours humide, qui donne au malheureux malade un aspect esthétique fort peu avantageux. Certains malades ont même un aspect repoussant, comme dans l'observation XV ; ils deviennent un objet d'horreur et de dégoût pour ceux qui les approchent, et cette raison seule a suffi pour les décider parfois à surmonter les craintes d'une opération.

LÉSIONS DES TARSES. — Placés immédiatement en avant de la conjonctive, les tarses subissent comme elle une modification dans leur structure et un changement dans leur situation normale.

On sait que les tarses destinés à empêcher le froncement des voiles palpébraux dans leurs mouvements de rapprochement sont, pour les paupières inférieures, d'une hauteur peu considérable (4 millimètres), ce qui rend leur renversement très facile, quand on veut examiner les culs-de-sac conjonctivaux. Ils sont fixés à leurs deux extrémités par les deux ligaments palpébraux interne et externe.

Sous l'influence du voisinage de la conjonctive irritée et infectée, ils subissent une véritable « tarsite chronique ». « A l'examen histologique, dit Panas, on trouve une sclérose du tissu conjonctif des tarses qui, dans la période aiguë, est parsemée de leucocytes et de cellules embryogéniques; on y observe aussi des vaisseaux de nouvelle formation pourvus d'une gaîne endothéliale et riches en noyaux allongés. »

En somme on a un processus de sclérose et un allongement dans le sens transversal.

Outre ces lésions, les tarses ont quitté le globe oculaire contre lequel ils maintenaient appliquée la conjonctive, et leur face postérieure, auparavant à peu près verticale, prend une direction sensiblement horizontale.

TROUBLES DE L'ORBICULAIRE. — Le muscle orbiculaire est, au point de vue anatomique, nettement divisé en deux portions (orbitaire et palpébrale), et ces deux portions ont encore chacune leur rôle très distinct au point de vue de l'ectropion. La portion palpébrale tend à être détruite par le processus de sclérose et ne joue plus son rôle de sangle, elle tend à se laisser déprimer; la portion orbitaire, au contraire plus forte par sa contraction et quelquefois par son spasme, joue un rôle actif dans l'éversement de la paupière.

Lésions de la peau. — La peau se comporte d'une manière absolument opposée chez le jeune lymphatique et chez le vieillard.

1° Chez le premier, elle est lisse, tendue, couenneuse : l'étoffe est plus courte que la doublure, on a une sorte de « tension cicatricielle sans cicatrice apparente », et elle tire sur le bord libre de la paupière comme une corde sur un arc. C'est, en somme, toute différence de degré et de nature à part, comme pour l'ectropion cicatriciel.

2° Chez le vieillard, au contraire, elle est plus longue que la doublure, et molle, placide, sans tonus ; elle se laisse très facilement déprimer et tend à retomber.

Lésions des bords ciliaires. — La fente palpébrale formée par les bords libres des deux paupières est agrandie, et cela par suite de l'allongement du bord ciliaire de la paupière inférieure. Cet allongement porte « soit sur le cartilage tarse lui-même plutôt que sur les ligaments ciliaires ou sur ces deux parties à la fois » (Panas, *Dictionnaire de médecine et de chirurgie pratiques*, t. XXVI).

Lésions lacrymales. — L'appareil lacrymal, dans son entier, peut être atteint chez ces malades, mais les glandes sont rarement touchées comme dans l'observation XIV (hypertrophie légère).

Ce qui est lésé, ce sont surtout les voies d'excrétion des larmes, et l'on peut avoir un état lacrymal primitif (oblitération des points lacrymaux, dacryocystite, rétrécissements, etc.). Cet état lacrymal peut être secondaire et dû à des blépharo-conjonctivites anciennes à répétition. Mais, primitif ou secondaire, le larmoiement existe toujours et joue un rôle capital comme agent pathogénique et symptomatique.

Pathogénie. — On connaît, depuis les études relativement récentes de Galezowski, Truc et Abadie, l'importance des états lacrymaux dans la pathologie oculaire en général. On sait qu'ils provoquent des complications pouvant porter sur la peau (eczéma, impétigo, cicatrices), sur les fosses nasales, les paupières, la conjonctive, la cornée, l'iris, la choroïde et le globe de l'œil tout entier.

Dans les cas de larmoiement, d'après Galezowski, la paupière est légèrement écartée du globe de l'œil, et dans cet espace on trouve une mince couche de liquide lacrymal ; et il ajoute ailleurs : « Les larmes s'accumulent constamment sur le bord libre de la paupière inférieure et leur présence trop prolongée amène un ectropion qui a été décrit à tort par les auteurs sous le nom d'ectropion sénile. »

En effet, les larmes en contact continuel avec la conjonctive l'irritent, d'où prolifération de l'épithélium et formation d'un bourrelet muqueux qui augmente chaque jour de volume et tend de plus en plus à éloigner la paupière du globe. Ce commencement d'éversion a pour effet immédiat de dévier et de tourner en dehors les points lacrymaux normalement dirigés en dedans et en arrière ; il en résulte une impossibilité croissante pour les larmes de se rendre aux points lacrymaux et de là au canal nasal, le larmoiement augmente donc, et il en résulte un véritable cercle vicieux : l'état lacrymal fait l'hypertrophie qui augmente elle-même l'état lacrymal.

En outre, les tarses, par leur allongement, dû au processus de sclérose signalé plus haut, contribuent à cet écartement de la paupière. Mais jusqu'ici nous n'avons que de l'écartement et non de l'ectropion, c'est-à-dire du renversement (εκτρεπω, je renverse).

Ce dernier surviendra, grâce à l'état de la peau chez le vieillard et chez le lymphatique.

Chez le vieillard, à cause du peu ou même de l'absence entière de résistance de la peau déjà décrite, il suffira de la moindre contraction normale de l'orbiculaire pour faire complètement basculer le tarse, absolument comme si on le poussait avec le pouce pour amener l'éversion complète, et cette contraction de l'orbiculaire se fera, non une fois, mais cent, à l'occasion de chaque changement d'expression dans la physionomie. En somme, l'ectropion se produira parce qu'il y a manque de rigidité de la peau et excès d'étoffe.

Chez le jeune lymphatique, au contraire, la peau est lisse et tendue : nous avons déjà parlé de la rétraction cicatricielle due à l'eczéma provoqué par l'écoulement des larmes ; dans ce cas, au lieu de céder la peau tire et, au lieu d'un éversement par bascule provoqué par la pression à la base du tarse, nous avons un éversement produit par traction sur le bord marginal du tarse.

Dans les deux cas, l'ectropion une fois produit par ce mécanisme absolument différent, le cercle vicieux s'exagère de plus en plus, larmoiement intense, hypertrophie conjonctivale de plus en plus marquée ; le résultat pour le malade est la persistance et l'accroissement de sa déformation, avec tous ses inconvénients oculaires et esthétiques.

INDICATIONS. — Après cet aperçu sur les lésions et la pathogénie de l'ectropion, il est tout naturel d'établir les indications que devra remplir le traitement.

Ce traitement devra *d'abord supprimer la cause du mal*, « sublatâ causâ, tollitur effectus ». Toutefois cette suppression de la cause, indispensable pour prévenir toute récidive, sera suffisante pour détruire le mal seulement lorsqu'il sera encore récent et peu grave. Quand *les déformations acquises* seront marquées, il faudra s'occuper aussi *de les corriger*. Nous avons là un second groupe d'indications.

La cause, c'est l'état lacrymal, donc :

1° Traiter l'état lacrymal.

Puis un obstacle matériel s'oppose à la remise de la paupière dans sa situation normale, c'est le bourrelet conjonctival hypertrophique, il faudra le supprimer.

2° Modifier la bande hypertrophique marginale.

Alors seulement on pourra s'occuper de la correction de l'ectropion.

3° Redresser la paupière.

La paupière redressée, il faudra rendre ce redressement durable et permanent par des moyens dont le but sera :

4° Maintenir en bonne position.

Et ces indications générales devront être remplies par des moyens appropriés aux deux grandes classes d'ectropion que nous avons décrit : le jeune lymphatique et le sénile.

Voyons d'abord comment les auteurs se sont conformés à ce programme et s'ils l'ont rempli.

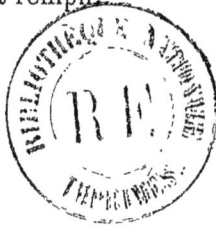

# DEUXIÈME PARTIE

---

## PROCÉDÉS DES AUTEURS

---

CLASSIFICATION.— Les chirurgiens qui se sont occupés du traitement de l'ectropion lacrymal ont eu en général leur attention attirée d'une façon plus particulière vers une des lésions principales. Ils se sont efforcés de supprimer ce symptôme, espérant ainsi guérir l'affection entière ou permettre au reste de la paupière de reprendre sa situation normale. C'est ainsi que les uns se sont adressés aux lésions de la peau, les autres à celles de la muqueuse, du tarse, des voies lacrymales, d'autres ont agi sur la paupière entière, et enfin, plus récemment, certains ont combiné plusieurs de ces procédés afin d'obtenir un résultat meilleur, le traitement d'un seul symptôme leur ayant paru insuffisant.

Nous classerons donc les différents procédés des auteurs selon l'organe auquel ils se sont adressés, et nous aurons ainsi des procédés ayant eu recours :

1° A une action sur les voies lacrymales;
2°     —     sur la muqueuse;
3°     —     sur le tarse ;
4°     —     sur le muscle orbiculaire;
5°     —     sur la peau ;
6°     —     sur toute la paupière ;
7° à des actions combinées.

1° *Action sur les voies lacrymales.* — Les chirurgiens se sont préoccupés tous ou presque tous des voies lacrymales, mais plus ou moins, et aucun jusqu'ici ne semble avoir donné à cette partie du traitement la place et l'importance qu'elle mérite. Ils ont, en somme, presque tous porté leurs efforts plutôt sur les effets que sur la cause.

Weber préconise le débridement du point lacrymal inférieur, mais incidemment et non comme le temps important de l'opération.

Galezowski dit qu'il a parfois guéri des ectropions par un simple cathétérisme. Cela est bon quand les lésions sont à peine installées, quand les déformations sont encore toutes récentes; mais dans les cas anciens, dans les cas graves et rebelles à tout traitement, dans les cas qui récidivent presque immédiatement après l'opération ?

Ni Galezowski, ni Panas, ni Terson ne parlent dans ce cas du traitement lacrymal.

2° *Action sur la muqueuse.* — Le gros bourrelet conjonctival formé par l'hypertrophie de la muqueuse a au contraire été l'objet, de tout temps, de l'attention et des efforts des chirurgiens.

Il attire en effet le regard par l'obstacle qu'il oppose au redressement de la paupière, par le cachet désagréable qu'il imprime à la physionomie, aussi a-t-on multiplié les moyens pour le détruire. Antyllus le premier aurait, d'après Paul d'Égine, préconisé sa résection au moyen du bistouri ; plus tard, en 1769, Bordenave la préconisa à nouveau et la présenta dans un « Mémoire dans lequel on propose un nouveau procédé pour traiter le renversement des paupières. » Cette opération nouvelle consiste dans l'excision de « la portion de membrane qui fait saillie entre la paupière et le globe de l'œil.»

Ce n'est rien autre chose en somme que le procédé d'Antyllus que Bordenave ne devait pas connaître.

On a aussi conseillé les scarifications.

Beaucoup d'autres chirurgiens ont systématiquement préféré s'adresser à la cautérisation qu'aux instruments tranchants, et les uns ont employé la cautérisation chimique, les autres la cautérisation ignée.

« Saint-Yves, dit Cruveilhier dans sa thèse d'agrégation, attaquait la muqueuse par des caustiques énergiques, afin de déterminer une abondante suppuration. Gaston Keck recommandait de ne pas pénétrer trop profondément à l'aide du caustique, de peur de léser le cartilage. »

De nos jours Dehenne a présenté, le 8 janvier 1888, à la Société de médecine de Paris, un procédé qu'il appelle l'excision combinée. Il recommande d'unir à l'excision la cautérisation ignée de la muqueuse, insistant beaucoup sur ce deuxième temps. Il veut une cautérisation très profonde.

3° *Action sur le tarse.* — Il semble que le tarse, cette portion solide et résistante de la paupière dont il est en quelque sorte le squelette, doit jouer un rôle important dans la formation de l'ectropion et que l'on peut, en agissant sur lui, bien qu'il soit modifié par le processus pathologique que nous avons décrit, corriger l'ectropion.

C'est ce que plusieurs auteurs ont en effet préconisé. Kuhnt (Congrès d'Heidelberg, 1891) a proposé une opération fort analogue à celle d'Adams. Il fait l'excision du tarse en son milieu en respectant la peau et l'orbiculaire. Cette incision est en forme de V. Il suture et espère ainsi ramener définitivement, grâce à la traction opérée par la suture et plus tard par la cicatrice, la paupière contre le globe.

La tarsorraphie totale maintenue pendant un an ou deux proposée contre l'ectropion cicatriciel a été aussi appliquée à l'ectropion lacrymal. Le manuel opératoire est des plus simples : avivement de tout le bord libre du côté opposé à l'implantation des cils, points de suture au nombre de 5 à 6, que l'on supprime cinq à six jours après l'opération. La cicatrisation amène l'union des deux paupières. Cette union est très facilement détruite au moyen d'un simple coup de ciseau : on espère que la paupière gardera dans la suite sa bonne position.

L'opération de Snellen est à la fois plus pratique et plus logique.

Elle consiste dans le redressement du tarse au moyen de fils placés dans l'épaisseur de la paupière.

Il la décrit ainsi dans les *Annales d'oculistique*, t. LXIX (1873) : « A chaque extrémité d'un fil de soie, on place une aiguille de moyenne longueur et de moyenne courbure. On pique une de ces aiguilles au point culminant de la conjonctive anormalement retournée ; puis on fait cheminer l'aiguille le plus près possible de la peau pour aller sortir à 2 centimètres au-dessous du bord de la paupière. On pratique avec l'autre aiguille la même manœuvre.

» Les deux fils devront être distants au niveau de leur introduction de 1 centimètre et demi, et au niveau de leur sortie de 1 centimètre.

» Cela fait, on tire sur chaque extrémité du fil de manière à mettre l'anse en contact serré avec la conjonctive, afin de faire subir à la paupière un mouvement de bascule de bas en haut et d'avant en arrière. Pour que les fils ne coupent pas les téguments de la joue, il faut appliquer au niveau des trous de sortie, un petit morceau de peau de gant de 1 centimètre carré sur lequel on lie les fils.

» Dans la majorité des cas, il convient, pour obtenir un résultat complet, de placer une seconde suture. »

On a actuellement modifié ce procédé. On emploie d'abord en général du fil d'argent plus facile à aseptiser et tout aussi commode, ou le crin de Florence, et, après avoir ou non fait une incision le long du bord libre de la paupière pour rendre

la muqueuse plus mobile, on fait pénétrer la première aiguille
sur le bord marginal. On la fait cheminer dans l'épaisseur des
bas tissus, le long du tarse, et, comme dans le premier procédé, on la fait sortir à 2 centimètres au-dessous. La seconde
aiguille est placée au fond du cul-de-sac, à 1 centimètre au-
dessous de la première, cheminant aussi sous la peau ; elle
vient sortir à quelques millimètres du premier fil. En tirant
ainsi sur les fils on produit un véritable redressement du cartilage, en tirant surtout sur le fil inférieur. On maintient le
redressement en interposant un bourdonnet quelconque entre
les deux fils que l'on serre. Panas conseille de mettre un rou-
leau de diachylon un peu allongé que l'on place dans le sens
vertical, et qui, en même temps qu'il empêche la section de
la peau par les fils, aide par son action mécanique et par
sa pression contre la paupière à obtenir le redressement
cherché.

4° *Action sur l'orbiculaire.*— Le muscle orbiculaire a peu
d'importance dans l'ectropion lacrymal ou tout au moins
dans son traitement ; aussi ne nous appesantirons-nous pas
longuement sur les divers moyens thérapeutiques qui ont été
institués à cet effet.

Il faut cependant faire ici une distinction fort capitale dans
l'espèce. Nous avons, en effet, tantôt spasme, tantôt paralysie
contre le spasme. Desmarres préconisa, sans beaucoup de
succès, les injections hypodermiques de morphine. Florent
Cuvier (*Annales d'oculistique*, 1841), Philips (*Ann. d'oculistique*, même année), Blamberg (*American Journal of the
medical sciences*, t. XV, 1848), préconisèrent la section sous-
cutanée de l'orbiculaire.

Dans le cas d'atonie ou de paralysie, Nélaton (*Pathologie
chirurgicale*, t. III) préconisa les injections sous-cutanées
d'un sel de strychnine.

D'après Cruveilhier, la faradisation pourrait rendre des services.

5° *Action sur la peau.* — La peau a toujours été le principal objet de l'attention des chirurgiens. Celse en recommande la section ; il l'indique en peu de mots : « Paulum infra supercilium cuti incidenda et lunatâ figurâ, cornibus ejus deorsum spectantibus. »

Cette méthode fut employée jusqu'au XVIII° siècle. Elle fut modifiée, mais dans ses détails seulement, par Roger (de Parme) et par Roland ; l'un recommandait de placer dans la plaie ainsi faite une plaque de plomb ; l'autre proposait de percer le sourcil avec les aiguilles et les fils, il voulait ainsi attirer la paupière en haut.

Puis Guillemot, Thévenin, modifient la forme de l'incision, et leurs successeurs la changent complètement, soit en l'augmentant de nombre (Dionis, Junker), soit en lui ajoutant l'incision de la conjonctive (Keck, Reill, Marc-Antoine Petit).

Actuellement, parmi les procédés usités, nous citerons ceux de de Graefe et de Mirault (d'Angers).

Le procédé de de Graefe comprend :

1° Une incision horizontale dans la peau le long du bord libre de la paupière et allant du point lacrymal à la commissure externe ;

2° Deux incisions sur la joue, longues de 10 à 12 millimètres et perpendiculaires à la première ;

3° La dissection du lambeau cutané en descendant de 12 à 15 millimètres au-dessous de l'incision horizontale ;

4° On résèque à la partie interne un petit lambeau cutané de forme triangulaire ;

5° De cette façon, en suturant, on relève la paupière et on la tend en lui rendant sa forme.

Mirault (d'Angers) propose un procédé qui porte le nom de

procédé en pont de Mirault (d'Angers). Il est assez compliqué. Dans un premier temps, on dissèque, dans la paupière en ectropion, un lambeau cutané triangulaire. La base de ce triangle est tournée en haut, vers le bord ciliaire, son sommet est dirigé en bas.

D'autre part, on pratique, dans la paupière supérieure, une forme de pont à une hauteur correspondante à la longueur du triangle cutané disséqué aux dépens de la paupière inférieure. On fait pivoter ce triangle autour de sa base comme pivot et on amène son extrémité sous le pont pratiqué à la paupière supérieure, de telle sorte que la face cutanée soit tournée eu arrière, la face cruentée en avant. On fixe par un point de suture et laissant ainsi en place ce lambeau qui produit l'occlusion forcée des paupières pendant un temps plus ou moins long ; on pourrait espérer la guérison de l'ectropion.

6° *Action sur toute la paupière.* — En dehors de la résection conjonctivale, Antyllus aurait, paraît-il, proposé pour la guérison de l'ectropion de la paupière inférieure le procédé suivant : Deux incisions en forme de V ou plutôt « de la lettre grecque Λ, de telle sorte que l'angle de la lettre soit situé en bas du côté de la mâchoire, et la partie large en haut du côté de la paupière. » Résection de toute la paupière, sauf la peau et suture.

Albucasis y ajoute la résection de la peau, « tant celle qui forme l'angle aigu. et qui regarde en bas, que celle qui s'appuie sur les paupières.

En 1812, Adams William proposa cette ancienne méthode comme nouvelle. Il pratique cette même incision en forme de V au milieu de la paupière inférieure avec résection complète. Il ajoute seulement quelques détails opératoires de peu d'importance destinés à éviter la production de bosselures dans la cicatrice.

Plus récemment, Dieffenbach créa son procédé.

Ce procédé comprend trois temps principaux :

1° Du côté de la peau, on taille un lambeau cutané au niveau de la commissure externe. Ce lambeau a la forme d'un triangle isocèle. Sa base sera dirigée en haut quand l'ectropion siégera à la paupière inférieure, en bas dans le cas contraire. On l'enlève complètement ;

2° Du côté de la paupière, on incise le bord libre dans une étendue égale à un des côtés du triangle cutané en comprenant dans l'incision les bulles des cils et le tarse lui-même au-dessous de la partie avivée, on dissèque la peau, on la rend mobile dans une étendue égale à l'étendue du triangle cutané enlevé.

3° Cela fait, dans un troisième temps, on ramène le bord ciliaire et la peau libérée au niveau du triangle dénudé, et on suture de manière à ce qu'il soit entièrement recouvert par la paupière.

Il est évident que la paupière ainsi raccourcie et tendue viendra se placer contre le globe de l'œil, si aucun obstacle ne s'y oppose.

Pour connaître les dimensions que l'on doit donner aux côtés du triangle cutané à enlever et la longueur de l'excision à faire sur le bord libre, on mesurera les deux paupières et on calculera ses incisions, de manière à rendre à la paupière inférieure une dimension égale, sinon inférieure à celle de la supérieure.

On a reproché à ce procédé de donner à la cicatrice une mauvaise direction, et, pour y remédier, Desmarres modifia un peu la hauteur de l'incision. Après lui, Szmanowski exagéra encore cette tendance, et créa son procédé.

Au lieu de réséquer en triangle isocèle, il préconisa la résection d'un triangle allongé. La base de ce triangle n'est pas horizontale ; semblant continuer le bord libre de la paupière inférieure ou supérieure, suivant le cas, mais le plus souvent inférieure, elle remonte très obliquement en haut et en dehors. Les deux autres côtés formeront un angle très aigu, et leur dimension inégale entre eux, mais supérieure pour le côté temporal, le sera aussi à celle de la base.

Du côté du bord libre de la paupière, on devra exciser plutôt trop que pas assez : trop n'expose guère qu'à un rétrécissement de la fente palpébrale et ce rétrécissement s'atténue avec le temps et ne gêne pas la vision, à moins d'être exagéré ; pas assez nécessiterait, plus tard, une opération complémentaire toujours ennuyeuse.

On pratique cette mesure en libérant l'angle palpébral de toutes les adhérences qu'il a avec la commissure, et, en le remontant jusqu'à ce que le bord libre soit horizontal et rectiligne, on a ainsi la mesure de l'étendue sur laquelle on doit produire son excision, en se gardant toujours plutôt d'un défaut que d'un excès.

Enfin, on pratique les sutures. Il suffit en général de six à sept points de suture à la soie, ou mieux au fil d'argent très fin ; mais, quel que soit leur nombre, il faut surtout suturer avec soin l'angle palpébral libéré au haut de la plaie cutanée. Ce point de suture est celui dont l'importance est capitale ; de lui dépend en grande partie le succès immédiat de l'opération et sa persistance dans l'avenir.

Il est évident que les sutures seront toutes faites avec soin, l'affrontement aussi parfait que possible, et que l'on évitera avec soin les plis et les froncements de la peau, produits souvent par des tiraillements maladroits ou intempestifs.

7° *Actions combinées.* — Comprenant la nécessité de répondre à plusieurs indications, Terson, Panas, Dehenne, etc., ont établi leur traitement en combinant plusieurs de ceux que nous avons déjà décrits.

Terson proposa dans la séance du 1ᵉʳ décembre 1896, à la Société d'ophtalmologie de Paris, de faire :

Les jours qui précèdent l'opération, traitement lacrymal comprenant le lavage, les cathétérismes, l'incision des points lacrymaux ;

Anesthésie de la muqueuse au moyen d'instillations de cocaïne, de la peau avoisinante par des injections hypodermiques ;

Puis dans un premier temps résection du bourrelet conjonctival. Dans le second enlèvement dans la région voisine de la commissure externe, en prenant bien soin de ne pas la toucher, d'un triangle cutané à base tournée vers la commissure. Il recouvre en attirant la peau l'espace laissé ainsi vide, il suture ; La paupière inférieure est remontée et tendue, et l'ectropion est ainsi corrigé, sans diminuer ni agrandir la fente palpébrale et sans toucher la commissure externe.

Panas a préféré, pour relever la peau et la forcer d'accoler la paupière contre l'œil, le procédé Szymanowski. Il redresse la tarse au moyen d'une ou de deux anses de Snellen suivant les cas. Il ne parle qu'accidentellement du traitement lacrymal et de la résection de la muqueuse hypertrophiée.

Enfin Dehenne, dans la communication dont nous avons déjà parlé, unit la cautérisation à l'excision du bourrelet conjonctival. Il recommande de s'assurer auparavant de l'état des voies lacrymales et, si c'est nécessaire, de pratiquer des cathétérismes et faire des injections avec la seringue d'Agnel.

DISCUSSION. — Cette description des principaux procédés nous suffit pour voir qu'aucun ne remplit complètement les indications que nous avons posées plus haut.

Ceux qui comme Antyllus, Dehenne, etc., ne s'adressent qu'à la muqueuse, laissent subsister la déformation du tarse et ne modifient point l'état de la peau ; la cautérisation ignée très profonde, proposée par Dehenne, et qu'il n'est d'ailleurs pas seul à employer, présente « les inconvénients et les hasards des brûlures conjonctivales » et peut être insuffisante.

Ce procédé seul est donc peut-être suffisant pour un cas bénin et récent, mais il sera sûrement impuissant quand les lésions seront plus anciennes et invétérées.

Il en est de même de ceux qui ne s'adressent qu'au tarse ; les sutures de Snellen constituent, à coup sûr, un moyen précieux et efficace pour les redresser, mais ce redressement ne sera d'abord possible que si rien ne s'oppose à ce qu'il s'opère, ne sera durable que si un des principaux facteurs de l'ectropion est supprimé en même temps.

Le procédé de Kuhnt est fort inconstant et peu employé, la tarsorraphie totale non plus ; ce procédé n'a aucune valeur pour l'ectropion lacrymal.

Le muscle palpébral ne joue dans la production de l'ectropion lacrymal qu'un rôle purement occasionnel ; d'ailleurs injection hypodermique et section ont donné peu de résultats.

Le procédé d'Antyllus, modifié par Albucasis et renouvelé par Adams, peut être efficace, mais on se résout difficilement à faire subir pareille perte de substance à la paupière, surtout lorsque l'on sait que la suppuration ou le défaut de coaptation des lambeaux peut entraîner le coloboma des paupières : nouvelle difformité qui ne ferait en sorte que s'ajouter à l'ectropion.

Nous conserverons le procédé de de Graefe, qui consiste en une élévation de la paupière, et nous verrons qu'il peut être très utile, mais modifié et combiné à d'autres opérations. Nous n'avons guère parlé que pour mémoire du procédé en pont de Mirault (d'Angers) ; il est compliqué, long et a donné de fréquents insuccès (Panas).

Les méthodes de Dieffembach, Szymanowski, cherchent surtout à corriger la difformité de la peau et prétendent s'appliquer sans distinction à tous les cas. Cependant lorsque la peau est bien tendue, lorsqu'elle manque au lieu d'être trop abondante, pourquoi faire une résection cutanée? C'est exagérer le mal et non le guérir.

Ceux même qui ont combiné plusieurs de ces procédés ne remplissent pas toutes les indications.

Nous pouvons pour terminer dire que l'on peut faire les trois objections suivantes aux procédés décrits :

1° Ils ne tiennent pas un compte suffisant du traitement lacrymal; ils en parlent accessoirement.

2° Ils ne remplissent pas toutes les indications : les uns négligent le redressement du tarse (Terson), les autres l'excision de la muqueuse (Panas).

3° Enfin ils ne tiennent aucun compte de la distinction qu'il y a entre la forme juvénile lymphatique et la forme sénile.

# TROISIÈME PARTIE

## PRATIQUE DE M. TRUC

1er TEMPS. — *Traitement lacrymal.* — Au lieu de parler du traitement lacrymal comme d'un temps accessoire de l'opération, M. Truc en fait son premier temps et un des plus, sinon le plus important. Il faudra donc toujours s'occuper de supprimer l'état lacrymal qui, primitif ou secondaire, a joué un rôle capital dans la production de l'ectropion et qui, non détruit par le traitement, ne pourra occasionner des récidives ou des insuccès.

On fera d'abord un traitement lacrymal simple (cathétérismes, section des points inférieurs, lavages, traitement de la dacryocystite), et dans certains cas ce traitement pourra suffire, soit, mais bien rarement, pour guérir l'ectropion ( Galezowski), soit, d'une façon plus générale, à rendre logique et complète l'opération qui suivra.

Ce traitement simple ne suffira pas toujours. Dans les cas anciens, dans les cas rebelles à tout traitement, dans les cas à récidives, M. Truc pratique l'ablation de la glande lacrymale et non de la glande palpébrale seulement, mais d'emblée de la glande orbitaire.

A ceux qui penseront que l'importance de cette opération n'est pas en rapport avec la gravité de l'affection qu'elle vise, il suffira de montrer d'un côté les dangers de l'ectropion, de l'autre la bénignité de l'opération et ses excellents résultats.

L'ectropion n'a pas, en effet, seulement des inconvénients esthétiques fort sérieux (Observation XV), mais il présente pour les malades qui en sont atteints de réels dangers au point de vue oculaire. Il y a plus que le manque de protection du globe de l'œil, il y a la tendance, très marquée, à l'infection pouvant amener la perte de l'organe (ulcères à hypopion, kératite, etc.). De plus, dans les cas où l'on devra pratiquer une opération chirurgicale sur un œil ainsi malade, on aura beaucoup de peine à obtenir de bonnes suites opératoires, on sera même exposé à toutes les complications de l'infection profonde.

La raison en est dans l'état lacrymal de ces yeux ectropionnés ; nous avons déjà montré le cercle vicieux qui s'installe en pareil cas. Le meilleur moyen d'en sortir est de supprimer la cause première.

Quant aux dangers que présente cette suppresion de la glande, ils sont infimes. Le procédé opératoire est très simple, le décrire dans ses détails serait sortir de notre sujet, on trouvera d'ailleurs signalés à l'Index bibliographique les principaux ouvrages qui traitent de la question.

Nous dirons seulement qu'elle fut pratiquée de propos délibéré pour la première fois par un Français, P. Bernard, en 1843. Les Anglais, (Lawrence), les Allemands la pratiquèrent ensuite, et de nos jours Abadie, Badal, Truc, Meyer, Guillon, de Vecker, Panas, Chiret, l'ont préconisée et employée plusieurs fois avec succès.

De Vecker dit, en effet, que sur 150 ablations qu'il a pratiquées contre le larmoiement simple, il a eu 75 guérisons complètes, soit 50 pour 100, 60 améliorations très notables, soit 40 pour 100 et 15 insuccès, 10 pour 100. Et encore attribue-t-il ces insuccès non à l'opération mais à une cause extérieure.

Mauvaise exécution par indocilité du malade ou par vice de conformation de l'œil.

Chibret, dans la thèse de Terson (Paris 1892), accuse la disparition durable du larmoiement dans les trois quarts des cas.

La crainte de la sécheresse de l'œil consécutive est toute théorique et fausse ; même en enlevant les glandes orbitaires et palpébrales, il reste encore des acini en quantité suffisante qui conservent à l'œil son humidité normale. Tous les auteurs sont unanimes là-dessus, quelques-uns même ont vu des opérés conserver la faculté de pleurer.

Cette opération ne présente donc que des avantages. Il ne faut pas cependant l'appliquer à tous les cas, il faut la réserver pour les cas intenses.

La cause est donc supprimée, nous nous adresserons maintenant à l'obstacle qui s'oppose à la réduction de la paupière et à son maintien dans sa situation normale.

2° TEMPS. — *Modification de la conjonctivite hypertrophiée.* — Cette excision conjonctivale devra être économique et ne porter que sur la portion hypertrophique, et, de même qu'il y a des degrés dans l'hypertrophie, de même nous établirons des degrés dans notre résection.

Dans certains cas d'hypertrophie peu marquée, où il y a même tout juste assez de conjonctive, et cela se présente surtout chez les jeunes lymphatiques, on fera de simples scarifications pour diminuer sa congestion, ou des attouchements légers à la teinture d'iode. Quand l'hypertrophie sera plus considérable, on fera la cautérisation au fer rouge.

Mais, pratiquement, il est rare que l'on ait à intervenir à cette période. Le malade attend en effet, en général, que sa difformité soit plus marquée pour venir consulter un chirurgien ; il faudra alors réséquer, mais avec économie, et ne s'attaquer, ainsi que je l'ai déjà dit, qu'à la portion hypertrophiée.

Après avoir soigneusement lavé l'œil et tout le pourtour : fait la toilette oculaire et périoculaire, on anesthésie la muqueuse par la cocaïne, et l'on pratique, tout le long de la paupière, sans toucher aux cils, une incision à laquelle on donne la profondeur exigée par la hauteur de la bande hypertrophiée. On fait en arrière de la bande hypertrophique une seconde section qui va rejoindre la première, en formant avec elle un angle plus ou moins aigu. Leur distance est donnée par l'épaisseur de la portion hypertrophiée. On enlève donc cette bande de tissu de hauteur et largeur ainsi fixée et on suture. L'ectropion est ainsi corrigé en partie.

L'opération, ainsi conduite, sera surtout applicable à la forme sénile, dans laquelle l'hypertrophie est beaucoup plus marquée.

Dans la forme juvénile chez le lymphatique, peu de résection, nous l'avons dit. On devra souvent, au contraire, libérer par une incision, portant sur tout le bord libre de la paupière, la conjonctive de la peau, afin de pouvoir, dans un temps consécutif, modifier les rapports anormaux établis par l'ectropion.

3° Temps. — Pour achever le *redressement de la paupière*, il est nécessaire, assez souvent, de placer une ou deux anses de Snellen.

Nous ne reviendrons pas sur le manuel opératoire que nous avons déjà décrit ; la méthode de Snellen, modifiée dans les points d'implantation des fils, sera préférée à la méthode première.

Le nombre des anses de Snellen sera variable dans chaque cas particulier, une suffira quelquefois, souvent il faudra en placer deux et même jusqu'à trois. Leur siège sera également variable.

3

On laissera les fils en place assez longtemps pour que le
tarse ait le temps de se fixer dans sa bonne position. On les
enlèvera cependant en cas de suppuration.

4ᵉ TEMPS. — Enfin, pour *soutenir la paupière ainsi corrigée* et pour la maintenir définitivement, on agira dans un
dernier temps sur la paupière.

Ici encore, et ce point n'est manifesté dans aucun des procédés des auteurs, il faudra agir d'une façon absolument
différente chez le vieillard et chez le lymphatique jeune.

Chez le vieillard, la fente palpébrale est fortement agrandie ; il y a trop de peau. Le rétrécissement léger de la fente
n'aura donc aucun inconvénient et l'on pratiquera une blépharorraphie externe qui viendra achever et maintenir l'effet
des deux premières opérations.

Pour cela on avivera l'angle externe de la commissure sur
une étendue variable ; dans la portion excisée on comprendra,
la peau, la muqueuse, le bulbe des cils jusqu'au tarse et l'on
fixera par trois points de suture.

Chez le lymphatique, la peau, au lieu d'être trop longue, est
trop courte, et une blépharorraphie seule tiraillerait davan-
tage et augmenterait encore cet état vicieux. Dans ce cas,
M. Truc propose d'appliquer une méthode dont il s'est déjà
servi pour corriger l'ectropion lacrymal chez des malades
ayant subi l'énucléation et chez lesquels le port d'un œil
artificiel était rendu impossible par leur état palpébral.

Voici son procédé opératoire succinctement exposé :

Par une longue incision sur tout le long du bord ciliaire, on
dédouble le bord marginal de la paupière en deux lames,
dont l'une comprend la peau et les cils, l'autre la muqueuse.
Puis, par une sorte de mouvement de vanne, on fait glisser
l'un sur l'autre·les deux lambeaux, de telle sorte que la peau

s'élève de quelques millimètres, et qu'au contraire la muqueuse descend.

On suture la muqueuse à la peau, dans cette situation, et on peut alors fixer la peau.

M. Truc a ainsi opéré deux malades qui ne pouvaient garder en place leur œil artificiel, et il a obtenu un excellent résultat ; les deux opérations remontent à plusieurs années sans qu'il y ait eu récidive.

A la suite de l'opération on applique un pansement compressif que l'on maintient en place pendant quelques jours, et le malade ne tarde pas à pouvoir reprendre ses occupations.

En somme supprimer la cause et traiter les lésions en se basant sur leur anatomie pathologique et leur pathogénie, tel est le résultat obtenu par M. Truc, dans le traitement que nous venons de décrire. Nous pensons que l'on doit le préférer aux autres d'une manière générale, car seul il donne au traitement lacrymal l'importance qu'il mérite ; grâce à la réunion de ses différents temps, il peut s'appliquer à tous les ectropions lacrymaux, séniles ou juvéniles lymphatiques ; il atteint donc le but que doit poursuivre tout vrai chirurgien, approprier le traitement chirurgical, non seulement à la cause et aux lésions, mais encore au terrain sur lequel elles évoluent.

# OBSERVATIONS

## INÉDITES

---

OBSERVATIONS HOSPITALIÈRES RECUEILLIES A LA CLINIQUE

OPHTALMOLOGIQUE. — HOPITAL GÉNÉRAL

### Observation I

ODG : Etat lacrymal. Ectropion.— OD : Début de cataracte. —
OG : Cataracte complète dure.

S... (Marie), soixante-quinze ans, ménagère, entre le 17 septembre 1896, pour cataracte ODG.

La malade a depuis longtemps, vingt ans environ, de la blépharo-conjonctivite ulcéreuse et du larmoiement des deux yeux.

Actuellement ses paupières inférieures ODG sont rouges et saignent facilement ; elles sont fortement éversées au dehors ; larmoiement continuel et abondant ; cornée intacte ; cataracte ODG ; début OD ; complète OG.

Traitement lacrymal ; cathétérismes avec la sonde de Bowmann, nᵒˢ 2 à 3 ; lavages antiseptiques ; débridement des points lacrymaux.

Le 2 décembre, ablation des deux glandes lacrymales orbitaires (procédé ouverture externe), pas d'accident.

Le 4, pansement et on trouve du chémosis très marqué, léger ulcère de la cornée à l'œil droit.

Dans la suite la malade va de mieux en mieux et elle sort guérie de son larmoiement. La correction de son ectropion est complète.

La malade reviendra pour se faire opérer de la cataracte.

## Observation II

Larmoiement. — Ectropion ODG

S... A..., cinquante-huit ans, fileuse, Saint-André-de-San-gonis. Entrée le 17 août 1895.

Il y a vingt et un ans, ses paupières sont devenues très rouges, fortes démangeaisons, n'a pas interrompu son travail. Périodes d'amélioration sans traitement. La vue est toujours bonne.

Il y a quinze jours, les yeux sont redevenus rouges, et la rougeur a persisté, sensation de gêne à l'œil droit.

Actuellement, les paupières inférieures sont fortement éver-sées, les deux yeux sont larmoyants.

On fait des lavages et des badigeonnages au nitrate d'ar-gent.

La malade est opérée le 26 août.

Résection conjonctivale, avec suture des deux bords de la plaie. Blépharorraphie. Deux anses de Snellen. Pansement.

Résultat immédiat bon.

Les jours suivants, la malade va bien.

Elle sort le 5 septembre, guérie de son ectropion et de son larmoiement ODG.

## Observation III

Larmoiement ODG. — Ectropion OG. — Cataracte complète ODG

M... A..., soixante-douze ans, propriétaire, Gignac.

Le malade entre le 2 juin 1892, pour l'opération de sa cata-racte.

Sa vue était autrefois bonne de loin et de près.

Actuellement, ODG, larmoiement, conjonctivite lacrymale. Cataracte complète OG. Larmoiement plus prononcé qu'à

droite. Conjonctivite ectropion de la paupière inférieure.
Cataracte complète. Tn = 0 des deux côtés.

Traitement : Cathétérisme ODG. Lavages.

Le 4 juin, opération complète de l'ectropion à l'œil gauche.
Résection de la portion hypertrophiée de la conjonctive ; deux
anses de Snellen. Blépharroraphie.

Pansement.

Le malade va bien, et est opéré le 8 du même mois de la
cataracte à l'œil gauche.

Il sort le 8 juillet. Guérison complète de l'ectropion OG,
presque complète du larmoiement ODG. Il compte les doigts
OG.

### Observation IV

Larmoiement ODG. — Ectropion OD. — Cataracte sénile complète OD.
Au début OG.

D.-P... J.-P..., soixante-douze ans, commissionnaire en
vins, Montpellier.

Le malade entre le 16 février 1892, pour se faire opérer de
la cataracte.

Il y a deux ans, que sa vue a commencé à baisser et, depuis
six mois environ, il s'est aperçu que ses deux yeux lar-
moient.

Actuellement, le malade présente de la cataracte sénile
complète à droite, au début, à l'œil gauche. Sa paupière inférieure droite est atteinte d'un ectropion lacrymal.

Sa vue est qualitative à droite. A gauche, il compte les
doigts à 40 centimètres.

Le 18 février, opération complète de l'ectropion. Après
des lavages lacrymaux et périoculaires, on fait une résection
conjonctivale et on applique deux anses de Snellen. Blépharorraphie externe. Pansement compressif.

Correction parfaite de l'ectropion.

Le malade sort le 20 février.

Il rentre le 9 mars, pour l'extraction de sa cataracte, le résultat de l'opération de l'ectropion s'est maintenu.

### Observation V

ODG : Blépharo-conjonctivite strumeuse. — Ectropion

B... (Joseph), dix-sept ans et demi, cordonnier, Quissac.

Le malade entre à l'hôpital le 18 avril 1894.

A l'âge de trois ans, il a eu de nombreuses croûtes au nez. A la suite, les yeux sont devenus rouges, et ont beaucoup coulé. C'est depuis cette époque que ses paupières se seraient renversées en dehors.

Actuellement, il y a du larmoiement des deux yeux. Pas de douleurs. Les paupières inférieures sont en ectropion marqué, surtout à gauche. Il y a un commencement d'ectropion de la plaie externe des paupières supérieures.

L'œil est intact. La conjonctive palpébrale est injectée et congestionnée. La conjonctive bulbaire légèrement injectée.

On traite son état lacrymal, et le 27 avril on procède à l'opération. Le bourrelet muqueux est sectionné suivant toute la longueur de la paupière inférieure. Blépharorraphie. Anses de Snellen : deux aiguilles sont placées à chaque extrémité d'un crin de Florence, l'une d'elles perce en arrière de la plaie, l'autre en avant, et toutes les deux viennent sortir à deux centimètres et demi du bord palpébral. On lie les deux bouts en tirant sur le fil postérieur.

Le 5 mai, on enlève les anses de Snellen, l'état du malade est excellent.

Il sort le 12 du même mois, complètement guéri de son larmoiement et de son ectropion.

## Observation VI

OD : Ectropion. — Leucome. — OG : Blépharo-conjonctivite. — Larmoiement ODG.

Adélaïde A....., quarante-huit ans, ménagère, Cette. Entrée le 23 décembre 1894.

La malade prétend avoir eu mal à l'œil droit à l'âge de vingt-deux ans (ulcère?), leucome consécutif. Depuis a eu souvent mal aux yeux.

Actuellement, elle a à l'œil droit de l'ectropion avec hypertrophie du bord ciliaire. Leucome cornéen à droite et en bas ; à l'œil gauche. Blépharo-conjonctivite lacrymale. Larmoiement ODG.

On pratique des cathétérismes, des injections boriquées, des lavages péri-oculaires et on applique de la pommade jaune.

7 janvier. — On résèque le bord ciliaire à l'œil droit. On suture au catgut la plaie produite ainsi et on fait une blépharorraphie.

11. — On enlève les fils, la blépharorraphie persiste.

La malade sort le 20. L'ectropion a disparu à l'œil droit, la blépharo-conjonctivite est améliorée à l'œil gauche.

## Observation VII

Blépharo-conjonctivite lacrymale ancienne ODG. — Surtout marquée OD. — Hypertrophie conjonctivale. — Ectropion ODG. — Ablation de la glande orbitaire à droite. — Palpébrale à gauche.

Véronique D..., dix-sept ans, Chanac (Lozère).

La malade entre à l'hôpital le 18 avril 1893.

Le père a de la blépharo-conjonctivite chronique. Pas d'autre antécédent héréditaire.

La malade a eu une blépharo-conjonctivite aiguë vers l'âge

de six à sept ans, et depuis, de loin en loin, des poussées de plus en plus fréquentes. Aux périodes aiguës, elle avait de l'épiphora. Depuis quatre à cinq ans, sa blépharo-conjonctivite a persisté à l'état chronique et elle a de l'épiphora léger.

Elle a été réglée, il y a neuf à dix mois, à l'âge de seize ans, mais très irrégulièrement depuis deux à trois mois.

Actuellement, on trouve aux deux yeux de la blépharo-conjonctivite lacrymale, de l'ectropion à l'angle externe des paupières inférieures. Les cils sont rares et courts, la vue est bonne. Épiphora des deux côtés.

On fait des cathétérismes, des lavages et on propose l'ablation de la glande orbitaire droite.

Le 22 avril, on pratique l'ablation de la glande orbitaire droite, peu d'hémorragie. Pas d'incidents. La glande est de volume normal. On fait l'ablation de la glande palpébrale gauche; elle est assez pénible, à cause de la difficulté éprouvée pour la faire saillir, néanmoins extraction sans incident.

27. — On constate une grande amélioration ; le larmoiement a disparu.

6 mai. — L'angle externe des deux yeux étant toujours en ectropion, et les bords palpébraux sensiblement hypertrophiés, on fait des scarifications profondes et on applique de la pommade jaune.

14. — On enlève sur chaque paupière inférieure une languette charnue, assez épaisse, en forme de triangle à base tournée vers l'angle externe, le sommet vers le milieu du bord ciliaire.

La malade sort le 23 mai.

Elle n'a plus de larmoiement, les paupières sont toujours rouges ; l'ectropion persiste encore un peu, quoiqu'il soit beaucoup moins marqué qu'à son arrivée.

## Observation VIII

ODG : Conjonctivite granuleuse ancienne. — Ectropion à la paupière
supérieure. — Ectropion de la paupière inférieure.

F... (Albert), cinquante-neuf ans, carrier, Vendargues, entré à l'hôpital le 9 juillet 1894.

Pas d'antécédents héréditaires, pas d'antécédents personnels.

La maladie actuelle a débuté il y a trois ans. Il souffre des yeux depuis cette époque.

Actuellement, il présente de l'ectropion des paupières inférieures, de l'ectropion des paupières supérieures, de la blépharite. On constate en outre du larmoiement et une conjonctivite granuleuse ancienne.

Le 18 juillet, opération de l'ectropion des paupières inférieures. On fait une résection de la portion conjonctivale hypertrophiée ; on place une anse de Snellen et on pratique la tarsorraphie des deux côtés.

On constate, par la suite, que l'opération a bien réussi.

Le malade sort le 31 août, guéri.

Un mois et demi après, le 15 octobre, le malade, revu, va très bien ; la guérison persiste.

## Observation IX

Ectropion bilatéral d'origine lacrymale. — Opération. — Guérison

F... (Mélanie), cinquante-six ans, ménagère à Cette.

La malade entre à l'hôpital le 9 mars 1892.

Il y a une dizaine d'années, elle a été prise subitement d'une conjonctivite aiguë et, pendant deux à trois mois, elle a souffert de photophobie intense accompagnée de blépharospasme. Depuis cette époque, ses paupières sont restées rouges et les deux yeux ont commencé à larmoyer. Le début de l'ectropion remonte à un an environ, et depuis il y a accentuation progressive de son état lacrymal et du renversement de ses paupières.

Actuellement, les paupières supérieures sont œdématiées au niveau du bord ciliaire. A droite, la paupière supérieure présente un commencement d'ectropion dans son tiers externe.

Les paupières inférieures sont ectropionnées dans toute leur étendue, mais d'une façon plus marquée à droite qu'à gauche. Les conjonctives palpébrales sont fortement injectées, les conjonctives bulbaires sont restées intactes.

Rien du côté de la cornée, de l'iris ni de la pupille.

On traite son état lacrymal, on fait des lavages péri-oculaires et des cathétérismes avec la sonde Bowmann, n°s 2 et 3.

Le 16 mars, il est procédé à l'opération de l'ectropion des paupières inférieures. On résèque une portion en forme de coin de la conjonctive hypertrophiée. On place une anse de Snellen de chaque côté, et, après avivement, on fait une blépharorraphie bilatérale au fil de soie. Pansement.

Le 18 mars, le pansement enlevé, on constate que les paupières sont entièrement corrigées de leur ectropion ; il y a même un ectropion léger. Le résultat opératoire paraît excellent.

Le 24, on enlève les fils des anses de Snellen et des sutures des commissures externes.

L'œil gauche est parfait au point de vue opératoire, l'œil droit un peu moins.

Le résultat se maintient excellent, et, le 5 avril, la malade sort dans de fort bonnes conditions au point de vue oculaire.

## Observation X

Ectropion ODG

E... (Philippe), soixante-quatorze ans, cultivateur à Mont-
bazin.

Le malade entre le 18 octobre 1895.

Pas d'antécédents héréditaires.

Sujet rhumatisant et prostatique.

Il commença, il y a dix ans, à avoir mal aux yeux, rougeur
et larmoiement. Trois ans après, début de l'ectropion qui mar-
che plus rapidement à droite qu'à gauche. Pendant toute cette
période, diminution notable de la vue. Il y a deux ans, à la
suite d'une aggravation du mal, le malade consulte un méde-
cin ; les yeux étaient devenus plus rouges et la vue de plus
en plus faible. Après le traitement, amélioration de la vue,
mais persistance de l'ectropion.

Actuellement les paupières inférieures sont en ectropion,
mais le renversement n'est que de 3 millimètres environ à
droite et de 5 à 6 à gauche. Des deux côtés larmoiement intense. L'iris se rétracte inégalement, la pupille droite est
plus grande que la pupille gauche.

Le 4 novembre, après un traitement lacrymal antérieur, on
procède à l'opération de l'ectropion. Résection de la conjonctive hypertrophiée. Blépharorraphie. Deux anses de Snellen
de chaque côté.

A la suite, un peu d'œdème sous-conjonctival et blépharite
légère à l'enlèvement des fils.

Le 15 novembre, l'état des deux yeux est très satisfaisant ;
les deux paupières sont redressées et appliquées contre le
globe ; le larmoiement a disparu. Il sort guéri.

### Observation XI

Ectropion OG. — Ptérygion atteignant presque le centre de la cornée. — Larmoiement. — ODG. Opération de l'ectropion. — Résection conjonctivale. —
Blépharorraphie. — Anses de Snellen. — Ulcère de la cornée. — Opération
du ptérygion OD. — Autoplastie.

R... (Martin), soixante-treize ans, propriétaire à Canet,
entre à la clinique le 16 mai 1895.

Depuis une vingtaine d'années, le malade est atteint de larmoiement ODG. A la même époque, apparition du ptérygion
à l'œil droit. Début du ptérygion OG il y a douze ans. Le
malade ne sait pas depuis quand il a de l'ectropion du côté
gauche.

Actuellement, à l'œil droit, état lacrymal prononcé, ptérygion large et charnu. A l'œil gauche, état lacrymal, ectropion
de la paupière inférieure, ptérygion presque central.

Le 19 mai, on opère l'ectropion à l'œil gauche. Résection
angulaire de la conjonctive hypertrophiée, suture des deux
lèvres de la plaie. Blépharorraphie étendue.

Le 22, on enlève les fils, le résultat est assez bon, il persiste encore cependant un léger ectropion, et le 25 on place
une anse de Snellen avec du fil métallique.

Le 31, un peu de suppuration autour des fils et consécuti-
vement ulcère superficiel de l'œil gauche avec hypopion léger.
Ablation du fil métallique. Lavage. Cautérisation de l'ulcère
à la teinture d'iode. Iodoforme. Cocaïne, atropine. Amélioration lente.

Le 30 juin, on opère son ptérygion. Autoplastie. Bon résultat.

Le 2 juillet, le malade sort guéri de son ectropion à l'œil
gauche, mais avec un leucome central superficiel du même
côté. Le ptérygion paraît ne pas récidiver à droite.

## Observation XII

Larmoiement ODG. — Ectropion partiel externe OG. — Kérato-iritis
lacrymal OD.

M... (Joséphine) quarante-six ans, ménagère, Cournonter-
ral, entre à l'hôpital le 8 août 1896.

Elle a toujours été bien portante, mais est atteinte de larmoiement à l'œil gauche depuis l'âge de quatre ans, à l'œil
droit depuis quatre ans.

A l'œil gauche a de l'ectropion lacrymal depuis dix ans.
Conjonctivite lacrymale.

Actuellement a l'œil droit ulcéré à la partie supérieure in-
térieure iritis. Larmoiement intense. Conjonctivite. A l'œil
gauche. Leucome à la partie interne de la cornée. Ectropion
de la partie externe de la paupière inférieure. Conjonctivite.
Larmoiement.

Traitement lacrymal ODG.

Le 16 août on opère son ectropion à l'œil gauche. Excision
d'un lambeau conjonctival en coin. Sutures de Snellen. Pas
d'incidents, le résultat immédiat est bon.

Suites normales. Et le 27 août la malade sort guérie de
son ectropion OG et de son kérato-iritis OG.

## Observation XIII

ODG : Blépharo - conjonctivite chronique. — Larmoiement. — Hypertrophie
du bord ciliaire. — Ectropion. — Résection des portions hypertrophiées
(ODG). — Blépharorraphie.

J... (Aurélie), vingt-trois ans, sans profession, Lodève.
Entrée le 18 novembre 1894.

A été atteinte à l'âge de six mois, d'une ophtalmie grave et
depuis a eu toujours mal aux yeux. Fièvre typhoïde à dix
ans.

Actuellement la malade a un aspect lymphatique; elle est anémiée. Du côté des yeux, les cils sont rares, les deux paupières inférieures sont en ectropion; les bords ciliaires sont épaissis et éversés; le point lacrymal, complètement renversé en dehors, ne peut être atteint par les larmes. Conjonctivite. Larmoiement. Vision très bonne. Pas de douleurs.

On commence un traitement lacrymal. Cathétérismes, lavages boriqués. Pommade jaune.

Le 26 on pratique la résection du bord ciliaire hypertrophié; on avive largement les angles externes et on fait de chaque côté une blépharorraphie.

Le 30, on enlève les fils; la blépharorraphie droite a échoué.

Le 3 décembre, on fait une nouvelle blépharorraphie à droite. Dans la suite on enlève le pansement et on fait chaque jour un attouchement au nitrate d'argent ou à la teinture d'iode.

La malade sort corrigée de son ectropion. La guérison de la blépharorraphie gauche n'est pas complète.

Elle rentre le 4 mars 1895. L'œil droit va bien. A l'œil gauche une petite fissure a persisté à la commissure externe.

On la touche au nitrate sans résultat.

Le 21 mars on la touche au fer rouge, et à dater de ce jour l'amélioration commence et continue; la fistule tend à se fermer; l'ectropion a disparu complètement des deux côtés; la malade n'a plus ni blépharo-conjonctivite, ni larmoiement.

Elle sort le 30 mars.

### Observation XIV

ODG : Blépharo-conjonctivite avec ectropion et hypertrophie conjonctivale plus marquée OG. — Larmoiement. — Granulations ODG. — Globes normaux. — Ablation des glandes orbitaires ODG.

M. N..., vingt-sept ans, Bousquet-d'Orb, entre le 12 septembre 1892.

Sa mère est lymphatique et a eu de fréquentes crises d'anémie. La malade elle-même présente un lymphatisme très marqué, elle a toujours été « faible de sang » réglée assez régulièrement, mais peu abondamment.

Sa maladie actuelle a débuté, il y a dix-sept ans, par une conjonctivite strumeuse ODG.

A l'examen elle présente des granulations ODG. Les paupières inférieures épaissies sont renversées en dehors, la muqueuse est devenue charnue. Absence complète de cils. La peau est d'un rouge livide au pourtour de la paupière inférieure. Cette rougeur est plus marquée à l'œil gauche ou elle descend 3 à 4 milimètres plus bas qu'à l'œil droit. Les points lacrymaux sont déviés.

Les paupières supérieures présentent un bord libre, boursouflé et très irrégulier. Quelques cils rares à droite, presque pas du tout à gauche. Tout le tableau est plus complet à gauche.

Larmoiement très intense. Pas de photophobie.

Rien du côté des globes oculaires.

Traitement. Cathétérismes ODG. Scarifications. Proposé opération au mois de novembre.

20 septembre. — Le larmoiement a beaucoup diminué. Les sondes, laissées à demeure pendant une à deux heures, ont contribué à relever un peu les paupières inférieures.

3 novembre. — On fait l'opération. Résection conjonctivale de la partie charnue, sutures, blépharorraphie externe. La blépharorraphie a persisté le 5. Le 10 on place deux anses de Snellen.

19. — La malade sort améliorée.

26 mars 1893. — La malade rentre à la clinique. La fente palpébrale ODG est très étroite. La blépharorraphie d'il y a six mois persiste. Les paupières supérieures et inférieures des deux yeux sont ectropionnées. La ligne ciliaire supérieure est

remontée de 5 à 6 millimètres. Aux paupières inférieures, pas de cils. Kératite à l'œil gauche.

Traitement: Cathétérisme. M. Truc propose l'ablation des glandes lacrymales orbitaires.

12 avril. — Opération.

Les sourcils sont rasés. Anesthésie chloroformique. Incision de 0,03 sur la queue du sourcil ODG. Les glandes sont trouvées assez facilement, malgré de fréquentes hémorragies. Extirpation. Les glandes ont un volume assez considérable, surtout celle de gauche. Sutures au catgut. Pansement compressif.

Les jours suivants les sutures sont en bon état. Pas le moindre suintement. Les paupières sont humides, mais sans exagération ; pas d'épiphora depuis l'opération.

14. — On a fait la section des paupières, jointes par la blépharorraphie.

Puis on enlève le pansement et on fait des scarifications profondes sur les paupières œdématiées ODG. On cautérise les paupières deux fois par jour avec une solution au nitrate d'argent au trentième.

10 mai. — Petit ulcère au centre de la cornée gauche. On le cautérise au fer rouge.

L'ulcère disparaît, il se transforme en léger leucome ; l'état des yeux est bien meilleur, les paupières sont à peu près sèches sous l'influence du nitrate passé à trois et quatre reprises.

7 juin. — On fait l'excision des culs-de-sac conjonctivaux.

14. — On place trois anses de Snellen à la paupière inférieure droite, un, exactement au milieu, les deux autres à un centimètre environ de chaque côté.

21. — On enlève les fils, l'état est très satisfaisant.

La malade va de mieux en mieux, toutes complications, cornéennes ou palpébrales, tendent à disparaître. Simples lavages boriqués.

4

Le mieux continue.

La malade sort au mois de juillet, complétement guérie de son ectropion et de son larmoiement.

---

2° OBSERVATIONS EMPRUNTÉES A LA PRATIQUE PERSONNELLE DE M. TRUC. TRANSMISES ORALEMENT.

### Observation XV

X... propriétaire, quatre-vingts ans, à Narbonne.

Depuis longtemps ectropion marqué des paupières inférieures des deux yeux. Ectropion s'exagère de plus en plus. Peu de larmoiement.

Le sujet, réellement défiguré, se croit un objet de dégoût pour les membres de sa famille et demande à être opéré.

Opération. Rétablissement des voies lacrymales. Résection de la muqueuse hypertrophiée et blépharorraphie.

Cathétérismes et lavages des voies lacrymales, section en coin de la bande hypertrophique de la conjonctive. Suture. Blépharorraphie externe.

Résultat imédiat excellent.

Résultat éloigné parfait: l'opération remonte à six ans, et le malade, revu il y a un an, était en excellent état au point de vue oculaire.

### Observation XVI

X... soixante-cinq ans, contre-maître à Lodève.

Ectropion locrymal de la paupière inférieure gauche. Larmoiement ancien.

Traitement lacrymal. Cathétérisme. Lavage. Débridement des points lacrymaux.

Opération. Résection conjonctivale en coin, tout le long de la paupière inférieure. Suture. Anses de Snellen au nombre de deux, blépharorraphie externe.

Résultat excellent, guérison du larmoiement et de l'ectropion. Le malade revu est resté en parfait état.

### Observation XVII

X... soixante-dix ans, propriétaire.

Myopie, corps flottant; présente un ectropion lacrymal ODG, remontant à plusieurs années, bourrelet conjonctival très marqué, rouge, larmoiement assez intense. Pas de complications cornéennes.

Traitement, cathétérismes, lavages antiseptiques. Opération. Résection de la portion hypertrophique de la muqueuse. Deux anses de Snellen de chaque côté.

La guérison de l'ectropion s'est maintenue après plusieurs années ; il a persisté seulement un peu de larmoiement.

# CONCLUSIONS

L'ectropion lacrymal siège le plus souvent à la paupière inférieure.

Il peut se produire : 1° chez le vieillard ; 2° chez le lymphatique jeune, d'où deux variétés, l'ectropion lacrymal sénile décrit par tous les classiques, et l'ectropion lacrymal juvénile qui se rencontre chez le lymphatique.

Les principales lésions portent sur les voies lacrymales, la muqueuse, la peau, le bord ciliaire, le tarse, elles ne sont pas toutes semblables dans les deux variétés, elle varient suivant le terrain sur lequel elle évoluent.

Les principales différences portent sur la peau, flasque chez le vieillard, tendue et eczémateuse chez le lymphatique.

Les principales indications sont :

1° Supprimer la cause lacrymale ;

2° Détruire les lésions secondaires ;

3° Corriger les déformations ;

4° Maintenir le résultat obtenu.

La plupart des auteurs proposent un traitement incomplet, et, ne tenant pas compte des variétés de l'ectropion lacrymal, ils ne combattent pas suffisament la cause, ne corrigent pas toutes les lésions.

Le procédé de M. Truc est employé par lui depuis dix ans. Il comprend :

1° Un traitement lacrymal ;

2° Un traitement palpébral.

Le traitement lacrymal est destiné à combattre la cause de l'ectropion ; il sera simple dans les cas récents ou facilement curables : cathétérismes, lavages, débridement des points lacrymaux.

Dans les cas rebelles, il sera quelquefois nécessaire de pratiquer l'extirpation des glandes lacrymales ; nous pensons qu'il est avantageux d'agir sur les glandes orbitaires plutôt que palpébrales.

Le traitement palpébral comprend trois temps :

1° Modification ou résection de la conjonctive hypertrophiée formant bourrelet.

Cette suppression se fera par simples scarifications ou cautérisations chez le lymphatique, par l'excision en forme de coin chez le vieillard.

2° Redressement des tarses au moyen d'une ou plusieurs anses de Snellen.

3° Maintien de la correction ainsi obtenue par une blépharorraphie plus ou mois étendue chez le vieillard ; par le relèvement en vanne de la peau libérée de la muqueuse chez le lymphatique.

Ce procédé éclectique a donné les avantages suivants :

1° Il s'adresse à l'élément causal ;

2° Il remplit toutes les indications de l'affection ;

3° Il est applicable, au moyen des modifications indiquées, à l'ectropion lacrymal sénile et à l'ectropion lacrymal lymphatique.

4*

# INDEX BIBLIOGRAPHIQUE

Paul d'Egine. — De re medica.

Bordenave. — Mémoire dans lequel on propose un nouveau procédé pour traiter le renversement des paupières (Mem. Acad. Roy. chirurgie, Paris, 1774).

Robert. — Ectropion ou renversement de la paupière en dehors (Paris, 1828).

Martin. — Renversement des paupières (Paris, 1829).

Horner. — Coarctation of eyelid. Ectropium (Philadelphie, 1837).

Lisfranc. — De l'ectropion (Gazette méd. Paris, 1832).

Velpeau. — Ectropion (Arch. gén. de Méd., 1827).

Dieffenbach. — Neue Heilmethode des Ectropium (Berlin, 1830).

Cunier. — Cure de l'ectropion par le procédé de Dieffenbach (Ann. Soc. de méd. de Gand, 1839).

Adams. — Pract obs. on ectropiums.

Valther. — Syst. der chir., t. VI, 1828.

— Graffe und Walther's etc. (Journal der chir. und Angendeilkundt, vol. IX, Berlin, 1826).

Delpech. — Chirurgie clinique, t. II, 1828.

Von Ammon. — Zeitschrift fur die Ophtalm., vol. I (Dresde, 1830).

— Études cliniques des maladies congénitales de l'œil et des paupières.

Masselous. — Traité de l'ectropion (Paris, 1855).

Cazelles. — De l'ectropion (Paris, 1860).

De Graefe. — Arch. fur ophtalm. t. IV.

Nelaton. — Ann. d'oculistique, XXXIV.

Mirault d'Angers. — Annales d'oculistique, t. XXV, 1851.

Suchel. — Annales d'oculistique, t. XXVI.

Szymanowski. — Grœfe und Sœmisch, Hambl. t. III.

Skokalski. — Ann. d'ocul., 1843.

Bernard. — Cautérisation avec ablation de la glande lacrymale (Paris, 1845).

TEXTOR. — Journal de méd. et de chir. (Angers, 1847).

LAWRENCE. — Congrès opht. de Paris, 1887.

VINDSOR. — Congrès opht. de Paris, 1887.

CARTER. — Congrès opht. de Paris, 1887.

CRUVEILHIER. — Thèse d'agrégation (Paris, 1866).

MULLER (H.). — De ectropio ejusque curatione chirurgica exemplo Illustrat. 1840.

SCHANER. — De Ectropio (Halæ, 1839).

VAN WESEMAEL. — Ectropion considérable de la paupière supérieure droite, déterminé par l'hypertrophie de la muqueuse palpébrale. Excision du bourrelet muqueux. Guérison (Ann. d'ocul., Bruxelles, 1856).

WALTON. — Paralytic ectropium (Montréal, 1867).

LAWRENCE. — On removal of the Lacrymal gland Ophtalmic Review, n° 12.

BOWMANN. — Du traitement des obstructions lacrymales (Opht. Hosp. Rep., 1857, et Ann. d'oculist., t. XXIX).

CRITCHETT. — Leçons sur les maladies de l'appareil lacrymal (Ann. d'ocul., 1864).

DAVID COLLEZ. — On operation for the cure of ectropion (Lancet, London, 1887).

VALUDE. — De la restauration des paupières (Arch. d'ophtalm., t. IX, n° 4).

CLÉMENT. — De l'ectropion muqueux (Paris, 1880).

CASTORANI. — Memoria della cura dell'ectropio inflammatori. Escissione della conjunctiva e cauterizatione (Napoli, 1884).

DE VECKER et LANDOLT. — Traité d'ophtalmoscopie.

DE VECKER. — Bull. soc. franç. d'ophtal. (Paris, 1885).

CHARVOT. — Dictionnaire encyclopédique des sciences médicales, t. XXXII, article Ectropion, 1885.

SNELL. — Case of ectropion treated by e naso buccal flap (Lancet, London, 1880).

BOULANGER. — Ectropion guéri par l'excision d'une portion de cul de sac conjonctivat (Brit. M. J. London, 1859).

GRAND. — Du traitements de l'ectropion par la suture de Snellen (Loire Méd., St-Etienne, 1890).

DEHENNE. — Traitement de l'ectropion (Union médicale, Paris, 1888).

FRŒBELIUS. — Zwei Fälle von Ectropion, St-Peters., 1860.

Discussion sur le traitement de l'ectropion (Bulletin et mémoires de chir., Paris, 1887).

CHANTRE. — Etude sur la restauration des paupières, Lyon, 1891.

PANAS. — Traité d'ophtalmologie.

PANAS. — Article Ectropion du Dictionnaire de médecine et de chirurgie, t. XXVI.

ABADIE. — Gaz. hebdomad., 1878.

TERSON. — Thèse Paris, 1892.

TRUC et VALUDE.— Nouveaux éléments d'ophtalmologie, Paris, 1896, t. II.

BADAL. — Archives d'ophtalmologie, 1885.

KUHNT. — Congrès d'Heidelberg, 1891.

GALEZOWSKI. — Traité des maladies des yeux, Paris, 1888.

TERSON. — Annales d'oculistique, décembre 1886.

ABADIE. — Traité des maladies des yeux, Paris, 1876.

MARULA. — Considérations sur l'extirpation de la glande lacrymale (Th. de Paris, 1876).

PEYRET. — L'extirpation de la glande lacrymale et ses indications (Th. de Bordeaux, 1886).

GUILLOU. — De l'ablation des glandes lacrymales dans le larmoiement (Th. de Paris, 1889).

ABADIE. — De quelques indications nouvelles de l'extirpation de la glande lacrymale (Gazette hebdomadaire, 1878).

DARIER. — De l'extirpation de la glande lacrymale (Gazette médicale de Paris, 1886).

TRUC. — Extirpation des glandes lacrymales orbitaires dans les larmoiements incoercibles chez les granuleux (Montpellier médical, 7 novembre 1889).

CHIBRET. — Ablation de la glande lacrymale palpébrale (Revue générale d'ophtalmologie, t. X).

DAVIEL et GUÉRIN. — Observations sur l'extirpation de la glande lacrymale (Gazette des hôpitaux, Paris, 1828).

LAWRENCE. — Recherches sur l'extirpation de la glande lacrymale pour la cure radicale des maladies des voies lacrymales (Congrès périodique international d'ophtalmologie, Paris, 1867).

MAZZEI. — Storia di tre stirpazzioni della glandula lacrymale, Bologna, 1873.

TALKO. —Hartnackiges Thranen geheilt durch extirpation der Lacrymal Drüse, 1872.

TEXTOR. — Ueber die Ausrottung der Thranendruse zuf Heilung der Thranentraufeln, Berlin, 1847.

DE WECKER. — Extirpation de la glande lacrymale (Bulletin de la Société de médecine pratique de Paris, 1868).

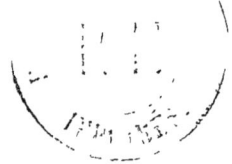

# TABLE DES MATIERES

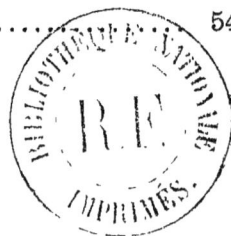

www.ingramcontent.com/pod-product-compliance
Lightning Source LLC
Chambersburg PA
CBHW050525210326
41520CB00012B/2444